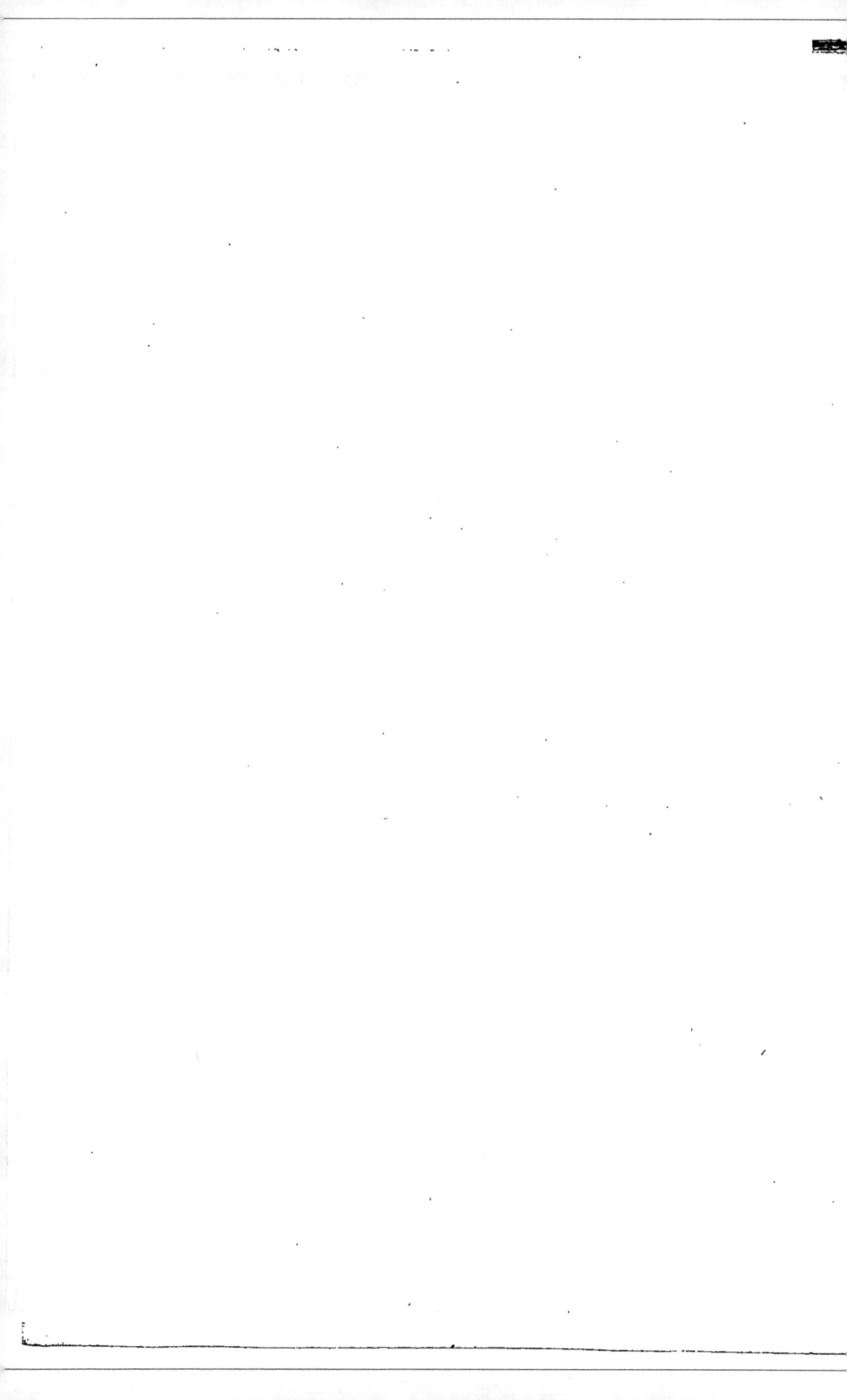

CONFÉRENCES
DU CERCLE DU COMMERCE ET DE L'INDUSTRIE

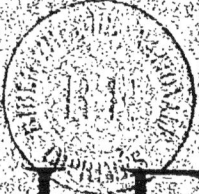

LE CAFÉ

PAR

A. GUILLOT

PHARMACIEN, EXPERT CHIMISTE

27 JUIN 1883

TOULON

TYPOGRAPHIE A. ISNARD ET Cie
Boulevard de Strasbourg, 56.

1883

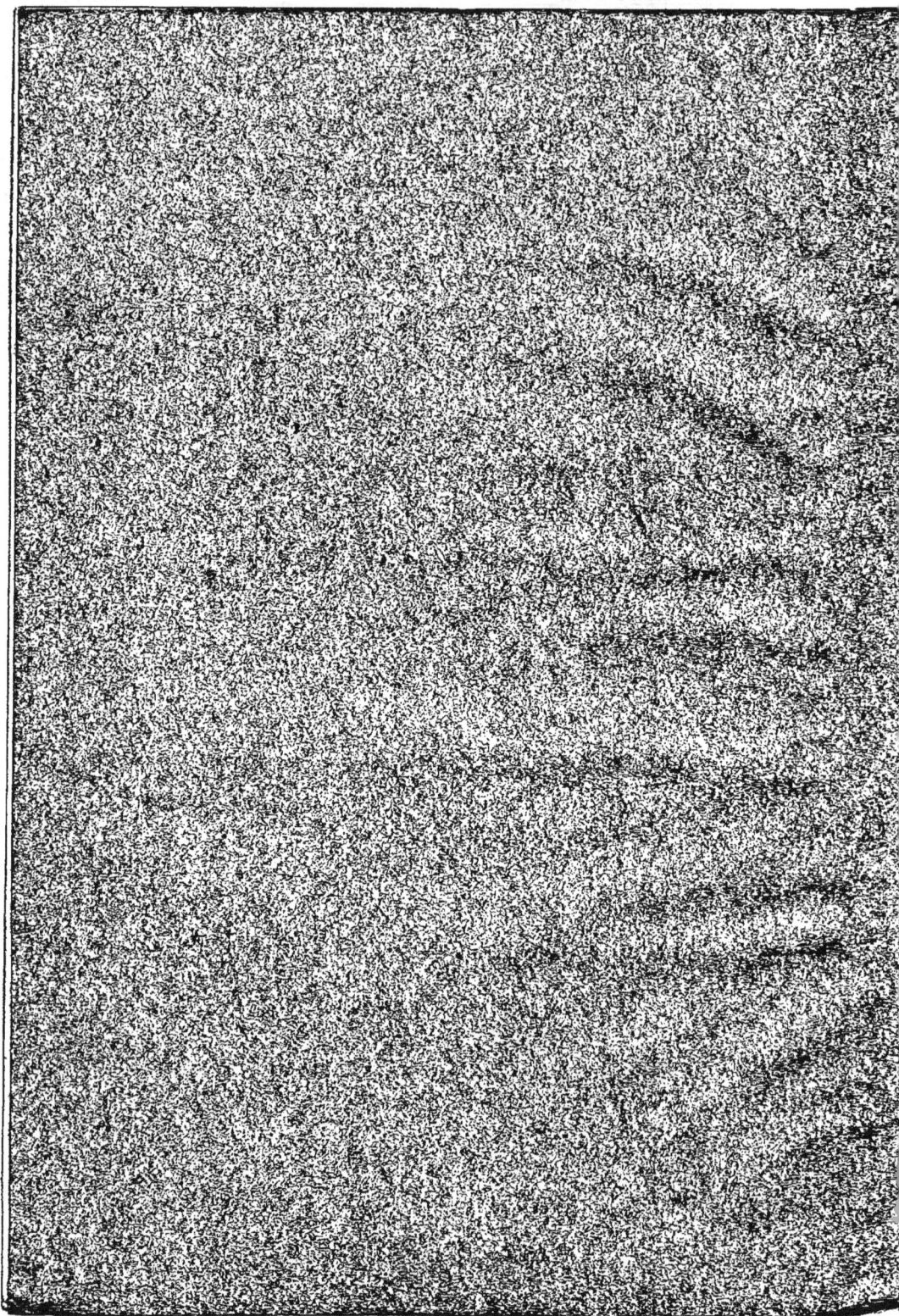

CONFÉRENCES

DU CERCLE DU COMMERCE ET DE L'INDUSTRIE

LE CAFÉ

PAR

A. GUILLOT

PHARMACIEN, EXPERT CHIMISTE

---

27 JUIN 1883

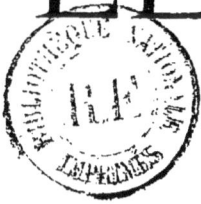

TOULON

TYPOGRAPHIE A. ISNARD ET Cie

Boulevard de Strasbourg, 56.

1883

LE CAFÉ

—оо≫⊗≶о•—

Messieurs,

L'accueil véritablement sympathique, affectueux, dont j'ai été l'objet de votre part, à propos de la conférence que j'ai eu l'honneur de vous faire sur le « Vin », et l'invitation qui m'a été adressée, m'obligent à tenir la promesse que je vous ai faite, de vous présenter une série de causeries sur les substances alimentaires les plus usuelles et leurs falsifications.

Je remplirai cette tâche, que j'ai peut-être acceptée un peu trop témérairement, sinon avec talent, Messieurs, du moins avec plaisir, parce qu'il m'a semblé que ce genre d'études paraît vous intéresser et que je suis certain, en tous cas, de votre indulgence.

Sous le bénéfice de ces réserves, je vais faire aujourd'hui une nouvelle tentative, en vous parlant d'une petite graine, qui sert à la préparation d'une boisson délicieuse, complément indispensable de nos meilleurs repas, et dont l'usage est universellement répandu.

Cette graine n'est autre chose que le « Café ».

Plusieurs légendes ont été répandues pour établir la véritable époque à laquelle remonte la découverte des diverses propriétés attribuées à cette graine et à son usage.

Les uns décernent l'honneur de cette trouvaille à un musulman, Mollah-Chadelly, qui l'employa vers le xvᵉ siècle, pour vaincre le sommeil, sur les indications fournies par un pâtre, lequel avait remarqué que ses chèvres bondissaient et ne pouvaient dormir la nuit, lorsqu'elles avaient mangé les fruits d'un certain arbre.

Les autres, au prieur d'un couvent de Maronites, lequel, guidé par son bon ange, à qui il avait demandé les moyens de lutter contre l'ennemi de la prière et de la méditation nocturnes, le sommeil, l'employa dans ce but.

Quoi qu'il en soit, que ces légendes viennent du domaine de la fable ou de l'histoire, il y a ceci d'indiscutable :

Dès l'année 1554, les Arabes vendaient du café

au Caire, et, peu après à Constantinople, où il devint ainsi la boisson nationale, remplaçant heureusement, pour les sectateurs de Mahomet, les liqueurs fermentées dont leur loi fondamentale ne permet pas l'usage.

Introduit par le voyageur Thévenot à Venise en 1615, et à Marseille en 1654, le café fut tour à tour, aussi bien l'objet d'amères critiques que d'éloges pompeux, lorsque sept années après, c'est-à-dire vers 1669, le roi Louis XIV, ayant bu la première tasse de café préparé à Paris, cette graine reprit tout à fait faveur, grâce à l'ambassadeur de Turquie près la cour de France, Soliman-Aga. Celui-ci réussit à l'introduire dans les habitudes de l'aristocratie française ; vainement les médecins de l'époque la signalèrent-ils comme dangereuse, et vainement Mme de Sévigné la poursuivit-elle de ses persiflages en prétendant que la faveur dont elle jouissait serait tout au plus une mode passagère.

Le café coûtait alors 140 francs la livre. On était bien loin de se douter qu'il se vendrait, peu après, par quantités considérables, et serait à la portée de tous, puisque, de nos jours, l'importation est telle, qu'en France, seulement, elle atteint, annuellement, le chiffre énorme de 80 millions de kilos ; la consommation, celui de 50, et que Paris, pour sa part, en absorbe, en moyenne 3 millions 500 kilogrammes.

Plusieurs boutiques s'établirent en même temps à Paris, dans lesquelles on allait savourer la boisson orientale.

C'est ainsi que ces lieux publics détrônèrent, petit à petit, le cabaret et prirent définitivement le nom de « Cafés ».

Le premier café établi à Paris, fut ouvert à la foire Saint-Germain en 1672, par l'arménien Pascal.

Peu de temps après, Grégoire d'Alep et le florentin Procope, en installèrent un autre, mieux compris, plus élégant, rue des Fossés Saint-Germain, en face de l'ancienne Comédie française.

Là, se réunirent à l'envie, une foule de sommités littéraires, d'auteurs, d'écrivains, de poètes, de critiques, parmi lesquels se trouvaient : Lafontaine, et plus tard, Fontenelle, Piron, Voltaire, etc.

Ce fut ainsi le lieu de rendez-vous des célébrités d'alors, qui formèrent le noyau d'un centre renommé de discussions, et de causeries philosophiques, où ils passèrent la majeure partie de leur temps, à dépenser beaucoup plus d'esprit qu'à ingurgiter, comme on pourrait le croire, l'infusion à la mode.

On vit s'ouvrir ensuite un grand nombre d'établissements analogues, où les hommes étaient appelés par l'attrait de plaisirs divers : on y voyait des joueurs, des fumeurs, de vrais buveurs, et c'est ainsi que se formèrent :

Le Café Manouri, sur le quai de l'école, autre lieu de réunion de beaux esprits ;

Le Café de la Régence, rue Saint-Honoré, si fameux par la réputation de ses joueurs d'échecs ;

Le Café Foy, au Palais-Royal qui, dès le commencement de la Révolution française se transforma en véritable club ;

Enfin, le Café Momus, où se rencontraient habituellement les illustrations de la musique et les chansonniers.

Peu à peu ces maisons d'un nouveau genre furent si fréquentées, et le nombre s'en accrût tellement que, vers la fin du règne de Louis XV, on en comptait plus de 600 à Paris.

Aujourd'hui, il en existe dans toutes les villes, surtout dans les grands centres où on ne les compte plus.

Ils rivalisent entr'eux de luxe et d'élégance ; mais, malgré le bien-être relatif qu'on y trouve, on peut dire, qu'en général, ce n'est plus le désir de se rencontrer avec les princes de l'esprit et du beau langage qui y attire, comme cela se passait autrefois au xviiie siècle.

Dans ces établissements somptueux, en effet, on y débite, outre le café qui n'est le plus souvent

qu'un vain prétexte, toute espèce de rafraichisse-
ments et de boissons alcooliques que la mode
a introduits sans nécessité, ni raison, dans nos
habitudes. Et, si l'intelligence a peu de choses à
gagner dans ces lieux, en revanche, la morale, les
idées économiques et surtout la santé, y reçoivent
trop souvent les atteintes des heures d'oisiveté,
de dépenses inutiles, de séduction d'un faux
luxe, qui font malheureusement trouver triste le
foyer domestique et trop pénible le travail, cependant si nécessaire à l'homme.

Mais, arrêtons-nous, Messieurs, sur cette curieuse
étude, bien faite assurément pour tenter le mora-
liste, et, passons, si vous le voulez bien, à la des-
cription de l'arbre qui donne naissance à ce fruit
précieux, ayant été la cause inconsciente bien souvent de grandes évolutions sociales, pour conti-
nuer par l'énumération des diverses variétés de
café, par l'exposition des procédés de sa préparation, pour finir ensuite par l'étude de ses
falsifications et la connaissance des moyens de s'en
garantir.

DESCRIPTION DU CAFÉIER

Le café en grains est la fève produite par un arbrisseau des régions intertropicales, originaire de l'Arabie heureuse, le *Caféier*, (*Coffea arabica*, de Linnée) appartenant à cette grande famille botanique des Rubiacées, à laquelle nous devons bon nombre d'agents remarquables, notamment :

La *Garance*, bien connue par ses propriétés tinctoriales ;

Le *Quinquina* dont l'écorce est si précieuse pour combattre les fièvres ;

Et, l'*Ipécacuanha*, racine émétique très appréciée en thérapeutique.

Le Caféier, que l'on tient habituellement à une hauteur de 2 à 3 mètres, en forme de pyramide, porte des branches noueuses, à écorce grisâtre, et des feuilles ovales, allongées, ondulées sur leurs bords, assez semblables à celles du pêcher, mais offrant l'aspect vert-luisant du laurier commun.

Ses fleurs blanches, agglomérées à l'aisselle des feuilles, rappellent celles du jasmin, dont elles répandent l'odeur douce, agréable.

Son fruit, véritable baie rouge, ovoïde, dans le genre de notre cerise, est formée de deux loges charnues, contenant deux graines accolées face à face, dures, cornées, convexes d'un côté, planes et à rayon central de l'autre.

Dans quelques variétés cependant, telles que celles : de Salem, de l'Inde, de Rio-Nunez, du Sénégal, et de la Montagne-d'Argent, de Cayenne, l'une des graines, dénommée cotylédon en botanique, avortant, la loge charnue n'en contient plus qu'une, laquelle, se nourrissant davantage, se développe d'autant plus et devient, par suite, absolument ronde comme cela se passe pour les marrons de notre pays.

Le Caféier, a-t-on dit, est originaire de l'Arabie ; toutefois, comme pour les grands hommes, plusieurs endroits se disputent l'honneur de lui avoir servi de lieu d'origine.

La Haute-Egypte, l'Abyssinie et plus particulièrement la province de Kaffa, ainsi que le rapportent plusieurs écrivains anglais, qui racontent que les peuplades de ces dernières contrées furent les premières à employer le café, comme ration alimentaire, avant de s'en servir comme boisson, se disputent la priorité et prétendent à cet honneur.

De la Haute-Egypte, il aurait été ensuite importé en Arabie, et, c'est alors, sur les bords de la mer Rouge, dans la province de l'Yèmen, aux environs de la ville de Moka, que sa culture ayant acquis un grand développement, on a pu supposer que cette terre d'adoption devait être sa véritable patrie.

Peu de temps après l'introduction en France de la graine de café, les Hollandais parvinrent à acclimater le Caféier, dans leurs possessions de Java, d'où l'on porta à Amsterdam plusieurs plants, en 1710, puis, de ce jardin botanique, dans les serres du jardin des plantes de Paris.

Ce fût à cette époque, que trois pieds de cet arbrisseau furent confiés par Antoine de Jussieu, professeur de botanique du jardin du roi, à son ami le chevalier Declieux, capitaine de vaisseau qui partait pour la Martinique, avec mission de les porter dans cette colonie et de les y planter.

La traversée fut longue, pénible ; deux plants moururent, et le troisième, fort heureusement, ne dût son salut et ne pût arriver au terme du voyage, que grâce au dévouement du capitaine. Le chevalier Declieux veilla sur le frêle arbuste comme sur un enfant malade, en partageant constamment avec lui sa propre ration d'eau pour le sauver.

C'est celui-là même, Messieurs, qui se multiplia si bien dans ce pays, qu'il couvrit bientôt le sol de la Martinique, de la Guadeloupe, de Cayenne, de la Jamaïque, fut le père commun des milliers d'arbres qui ont peuplé depuis les vastes plantations des Antilles et de l'Amérique méridionale, et fit ainsi la richesse des pays d'outre-mer.

VARIÉTÉS COMMERCIALES

En raison de la vaste étendue des terres diverses sur lesquelles se développa la culture du Caféier, on rencontre dans le commerce de très grandes variétés de cafés, désignés nécessairement par le nom du pays qui les produit.

Toutefois, on peut les ramener toutes aux trois types suivants :

1º Le café Moka ou de l'Yèmen. — Il se présente en petits grains arrondis, inégaux, de couleur jaunâtre et recouverts d'une pellicule dorée ;

2º Le café Bourbon. — Il nous vient de la Réunion, également en petits grains ronds, assez réguliers, plus gros que le Moka, ayant une couleur verdâtre ;

3º Enfin, le café Martinique. — Il offre des grains plus volumineux encore, déprimés, allongés, d'un vert-tendre, recouverts d'une pellicule argentée, se séparant par la torréfaetion, à sillon longitudinal très marqué, presque ouvert, et fournissant une odeur franche de froment.

Presque toutes les autres sortes commerciales,

pour la plupart moins estimées, se distinguent également par l'apparence extérieure des grains, leur
grosseur, leur forme, leur couleur, et, surtout leur
arôme plus ou moins fin, agréable, correspondant
à des quantités variables d'un principe alcalin par-
ticulier, appelé par les chimistes, « Caféine »,
auquel ils doivent leur excellence.

On connaît, en effet : les cafés de Sumatra, de
Manille, du Brésil, de Haïti, de la Havane, de Saint-
Domingue et de Porto-Rico, à grains plus ou moins
allongés, réguliers, déprimés et d'un vert-cendré.
Enfin, ceux de la côte d'Afrique, notamment le
Rio-Nunez, du Sénégal, d'un parfum exquis, ori-
ginal, que ne possède aucune autre variété, presque aussi estimé que le Moka, à petits grains, irréguliers, d'un jaune spécial ; ceux de l'île du Prince,
des Portugais, dont les grains sont les plus gros
connus jusqu'à ce jour ; ceux de Malabar ou de la
côte du Coromandel ; ceux de Zanzibar, Tamatave
et Tananarive ; ceux de Nossi-Bé et de Mayotte ;
ceux de Java et de Ceylan, espèces toutes recher-
chées, à grains arrondis, de grosseurs diverses et
de couleur jaune-pâle.

Toutes ces variétés, qui se présentent pour la
consommation sous deux états distincts : en café
vert et crû, ou comme café torréfié, ont été, de la
part des chimistes les plus autorisés l'objet d'étu-

des laborieuses tendant à établir leur véritable composition, aujourd'hui parfaitement connue à la suite des travaux de Runger, Rochelder, Payen et Bibra.

Voici d'après Payen, le tableau analytique des graines crues et de bonne qualité, dans lequel nous voyons qu'il a trouvé, sur cent parties de café :

34	parties	de cellulose,
12	—	de matière grasse,
15	—	de glucose,
10	—	de cazéine et légumine,
3	—	de matières azotées,
0,8	—	de caféine libre,
3	—	de chlorogénate de caféine,
0,002	—	d'essence aromatique,
et 6	—	de produits minéraux,

parmi lesquels on trouve : de la potasse, de la chaux, de la magnésie, de la silice, etc., etc., etc.

Ces diverses substances peuvent être notablement modifiées, quant à leur proportion, par suite d'un grand nombre de circonstances particulières, par exemple : certaines conditions de culture, l'état de la maturité du fruit, le genre de décortication et les moyens employés pour le transport.

PRÉPARATION DU CAFÉ

La préparation du café, comprend quatre points essentiels :

1º Le choix des espèces ;
2º La torréfaction ;
3º La pulvérisation ;
4° L'infusion.

CHOIX DES ESPÈCES

Le café Moka et le Rio-Nunez occupent le premier rang. Malheureusement, l'un est retenu par les Arabes, et l'autre, par les riches armateurs, qui le gardent exclusivement pour eux, tant ils savent en apprécier les qualités exquises, suâves, ce qui fait qu'on n'en trouve pas, ou presque pas, dans le commerce, si ce n'est quelquefois au Hâvre, entre les mains des Anglais.

Aussi, sont-ils remplacés en France par le café dit : Moka de Zanzibar, de Tamatave ou de Tananarive, c'est-à-dire les plus estimés de tous ceux qui nous arrivent, et par ceux de la Martinique ou de Bourbon, lesquels, mélangés en proportions intelligentes, un tiers environ de chaque, sont recherchés par les gastronomes comme réalisant, dans une certaine mesure, les meilleures conditions d'arôme et de goût.

Quant aux autres sortes, plus ou moins appréciées, bien inférieures au café de Moka, de Rio-Nunez, de l'Ile du Prince, de Zanzibar, de Cayenne, de Bourbon et de La Martinique, elles ne fournissent réellement des boissons remarquables, qu'autant qu'elles sont mélangées avec un ou plusieurs des types que je viens d'indiquer.

TORRÉFACTION

Le moyen primitif employé autrefois, consistait à brûler le café, préalablement décortiqué et débarrassé des impuretés terreuses qu'il pouvait retenir, dans un récipient métallique, ainsi que cela se pratique encore dans quelques parties de l'Arabie, de l'Orient et de l'Afrique.

Mais, en Europe, grâce à l'esprit inventif de nos industriels, on se sert de nos jours, d'un cylindre ou d'une boule en tôle, traversé par une tige dont les extrémités reposent sur un fourneau chauffé au charbon de bois. Une manivelle communique un mouvement de rotation à l'appareil, et dès lors, tous les grains venant se mettre en contact avec les parois échauffés, se cuisent.

Lorsque le café, en présence d'une température variant entre 150 et 300°, dégage une abondante fumée, pétille, brunit et répand une odeur agréable, l'opération est terminée.

On le verse alors, en couche mince, sur une surface où il puisse se refroidir immédiatement, dans le but de l'empêcher de perdre trop de son arôme.

Il existe aussi une brûloire mieux comprise encore ; c'est le même appareil, dans l'intérieur duquel, à une petite distance du cylindre ou de la boule, on a ménagé un canevas en fil de fer, ayant la même disposition, et dans lequel on place les grains à cuire.

Le café, ainsi brûlé dans un bain d'air chaud, ne vient plus se mettre en contact avec les parois de la tôle surchauffée ; la torréfaction devient plus égale, plus régulière ; et, si l'on veut un produit meilleur, plus parfait, on le mélange au moment de le retirer, avec quelques atomes de sucre blanc. Le sucre, fondant sous l'influence de la chaleur, produit du caramel, tapisse les grains, et, par le refroidissement forme une couche imperceptible, qui emprisonne tout son parfum, sans en laisser échapper la plus petite quantité.

Le café torréfié jusqu'à la teinte rousse, avec laquelle il conserve le maximum de son arôme et de son poids, perd cependant 15 p. o[o de son poids ; mais, dans ces conditions, son volume s'accroît sensiblement d'un tiers.

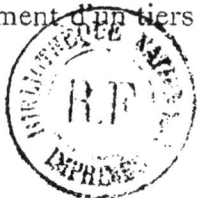

Si l'on poussait plus loin la torréfaction, cette perte pourrait arriver à 20 ou 25 p. %, et le volume augmenterait jusqu'à la moitié.

C'est en raison de ces faits, que les Arabes, loin d'insister sur le degré de torréfaction, se bornent ordinairement à le faire simplement suer au four, dans des cuillères de fer.

Toutefois, cette règle ne saurait être prise dans un sens absolu, et exige dans l'application, que l'on tienne compte de l'espèce de café sur lequel on opère.

C'est ainsi que, pour le Moka et le Zanzibar, on ne doit pas dépasser la teinte rousse, et que, pour le Bourbon et le Martinique, au contraire, il convient d'aller jusqu'à la couleur noire.

D'où la conséquence que, pour avoir un bon café, lorsqu'on procède par voie de mélange, il faut torréfier séparément les diverses sortes employées.

PULVÉRISATION

Les orientaux, Messieurs, pulvérisent le grain de café à l'aide du mortier et d'un pilon de bois.

Chez nous, nous le réduisons en poudre au moyen de moulins appropriés.

La question de savoir lequel des deux modes de division il faut préférer, a été bien souvent agitée, et voici comment Brillat-Savarin exprime son opinion :

« Il m'appartient de vérifier laquelle des deux méthodes est préférable ; j'ai goûté du café pilé et du café moulu, et je suis d'avis, à l'exemple des plus gros bonnets de la science gastronomique, que le café pilé est de beaucoup supérieur au café moulu. »

Je dois cependant vous dire, Messieurs, que l'usage n'a pas sanctionné cet arrêt, et que l'on continue à le moudre, mais seulement au moment de faire l'infusion afin d'obtenir une boisson irréprochable.

INFUSION

Pour obtenir la somme la plus grande des principes solubles et aromatiques du café, les vrais amateurs font rapidement l'infusion avec de l'eau bouillante et par lixiviation, soit au moyen de la filtration de l'eau sur la poudre, à travers un diaphragme ou grille, dans des vases de porcelaine ou d'argent, mais jamais dans des cafetières de fer-blanc.

Il existe plusieurs genres de cafetières ; toutefois, celles qui paraissent réaliser les desiderata des gourmets, sont certainement celles dans lesquel-

les on procède en vase clos, telles que : les cafetières russes et à bascule.

Mais, quel que soit l'appareil employé, on ne
saurait trop l'entretenir dans un état constant de
propreté ; et, il ne faut pas perdre de vue, que
l'infusion, pour être parfaite, doit être bue immédiatement, car, c'est ici le cas de le dire :

Le réchauffé ne valût jamais rien.

FALSIFICATIONS DU CAFÉ

J'arrive, Messieurs, à cette partie de ma conférence qui paraît avoir sans doute le plus grand
attrait pour vous : Je veux parler des falsifications
nombreuses auxquelles on soumet le café.

Pour ne pas abuser cependant trop longtemps
de l'attention soutenue que vous m'avez si gra-
cieusement prêtée, je m'efforcerai, en évitant autant que possible les citations scientifiques, de
vous fournir des indications simples, nettes, pré-
cises, à l'aide desquelles il vous sera permis, je
l'espère, d'éviter les fraudes que l'on introduit
trop souvent dans le commerce interlope de cette
précieuse denrée.

Pendant le blocus continental, on voulut remplacer le café par un grand nombre de produits in-
digènes.

Ce fut l'époque brillante du génie inventif des
industriels qui cherchèrent, par tous les moyens
possibles, à suppléer, à la substance entrée dans
les besoins de la vie, par quelque chose qui put la
remplacer avantageusement pour tous.

Les graines du genêt, les pois-chiches, l'avoine, le blé, les haricots, les semences de caroubier, les raves, les betteraves, les marrons d'Inde, le tan, les noyaux des olives, le sang de bœuf, de cheval, etc., etc., cuits et pulvérisés, furent les uns après les autres mis à contribution.

Heureusement de nos jours une grande partie de ces corps ont été délaissés, et les fraudeurs, qui n'ont plus aujourd'hui l'excuse de la nécessité, se bornent à allonger, le plus souvent, le café torréfié et moulu qu'ils vendent, au moyen de fécules de céréales ou de pommes de terre, des raves, des carottes, des marcs épuisés de café, et surtout de la chicorée, de préférence aux autres, à cause de la matière sucrée abondante qu'elle contient, et par suite, du caramel qu'elle fournit en présence de la chaleur, ce qui permet d'obtenir, dans l'eau bouillante, une couleur marron se rapprochant sensiblement de celle-produite par l'infusion du café pur.

La Belgique et l'Allemagne excèlent dans ce genre de productions factices, dont le débit est tel, qu'il s'élève, pour Paris, seulement, à 500 mille kilos, et qu'il atteint pour la France plus de huit millions de kilogrammes, en moyenne, par an.

Vous saisissez, Messieurs, tout le préjudice qui résulte de cet état de choses, aussi bien en ce qui se rapporte aux intérêts pécuniaires du consommateur qu'à sa santé.

Vous ne perdrez pas de vue, en effet, que le café torréfié contient une somme assez notable de matières azotées, c'est-à-dire les parties les plus essentielles, les plus nutritives des aliments complets, tandis que la chicorée, qui entre dans la plus grande proportion des fraudes, n'en possède point.

L'expérience a confirmé ces données scientifiques, et, de nos jours, il est parfaitement acquis que l'homme, grâce à cette boisson, peut se contenter d'un seul repas par jour, se maintenir dans un bon état de santé et fournir même un travail très pénible.

Mais, à côté de ses propriétés spéciales comme aliment, ou tout au moins comme agent d'épargne, en ce sens que le café restreint dans l'organisme la quantité de déperditions journalières ; qu'il supplée en partie aux aliments, en modérant la combustion matérielle ; qu'il empêche enfin de se dénourrir trop vite, par suite des fatigues corporelles, agissant pour ainsi dire, comme une sorte de frein appliqué au mouvement de destruction moléculaire produit constamment au sein de la cellule vitale ; le café, Messieurs, est encore un tonique et un anti-fébrile précieux. que les physiologistes et les hygiénistes considèrent de plus comme un stimulant remarquable du cerveau.

En effet : sous l'influence de cette boisson intellectuelle par excellence, dénommée ainsi avec raison, les idées deviennent plus claires, plus rapides, et, par suite de la concentration de son action sur l'intelligence, la mémoire s'ouvre et la perception des sens arrive plus nette.

C'est pourquoi, sur les conseils du baron Larey, ancien médecin des armées, nos troupes et nos marins ont une ration de café, et peuvent, pendant les campagnes qu'ils font, se soutenir dans les luttes les plus meurtrières, tant au point de vue du feu, que de la nostalgie et des maladies contagieuses.

Donc, en l'état de cette falsification coupable, les éléments nécessaires à la reconstitution de nos tissus et les matériaux indispensables à l'entretien de la température de notre corps manquant, ce n'est plus un aliment, un agent bienfaisant, un remède que l'on prend, mais bien une boisson fade, amère, sans valeur, incapable d'apaiser la faim, d'éteindre la soif, de soutenir et d'augmenter, moralement et physiquement, les forces de ceux qui ont cependant le plus grand besoin de substances réparatrices.

Mais, comment se prémunir contre la fraude ?

C'est précisément par cette étude que je vais avoir l'honneur de terminer ma causerie.

D'abord, en ce qui se rapporte aux cafés crus, avariés par l'eau de mer, et teints au moyen de matières colorantes, travaillés ainsi qu'on les désigne, leur odeur, les résidus qu'ils laissent par la calcination, et le traitement de leurs cendres par l'eau distillée, le nitrate d'argent, ou l'ammoniaque liquide, ne permettraient pas de conserver le moindre doute sur leur altération.

Le café pur donnant, en effet, 3 p. % de résidu, et le nitrate d'argent et l'ammoniaque n'exerçant aucune action sur l'eau ayant servi au lavage de ses cendres, il s'en suivrait évidemment que :

Si l'on constatait, d'un côté, une somme plus grande de cendres, et, si l'eau de lavage donnait naissance à un fort précipité blanc par l'action de l'azotate d'argent, lequel précipité se dissoudrait ensuite dans de l'ammoniaque, comme cette réaction chimique est particulière au chlorure de sodium, vulgairement appelé sel marin ou de cuisine, ce serait là la preuve que le café aurait été mouillé par de l'eau de mer, dont il aurait retenu le sel.

Si cette même eau de lavage, traitée d'un autre côté par l'ammoniaque liquide, prenait une belle couleur bleue, ce serait là, l'indice certain

que la substance essayée aurait été intentionnel-
lement teintée en vert avec un sel de cuivre, dans
le but de rendre au café la couleur naturelle qu'il
aurait pu perdre à la suite de son altération.

Enfin, le bleu de Prusse ayant servi à la colora-
tion, se trouverait aussi dans les cendres, à l'état
d'oxyde de fer, lesquelles seraient bien plus abon-
dantes et d'une couleur rouge-brique au lieu
d'être grise.

En ce qui se rapporte au café en grains, torréfié,
ce n'est que de loin en loin qu'on cherche à l'imiter
au moyen de moules appropriés, et à l'aide de
marcs de cafés épuisés, de substances amylacées
roties ou de l'argile.

Ces grains factices se reconnaissent aisément
à leur forme peu régulière, aux bavures latérales
produites par les moules, à leur densité, à leur son
mat, à leur odeur et à leur saveur nulles, enfin,
à la façon dont elles se brisent sous les dents et
à la désagrégation qu'elles subissent facilement en
présence de l'eau.

Quant au café torréfié et moulu, additionné de
farines de céréales, (orge, avoine, maïs), également
torréfiées et moulues, elles sont facilement
décelées par l'eau iodée, laquelle forme avec elles
de l'iodure d'amidon, d'un bleu intense, ce qui
n'arrive jamais avec le café pur.

Le café mélangé de glands doux fournit, de son côté, une infusion qui, décolorée par le charbon d'os, autrement dit le noir d'ivoire, prend une teinte noire en présence d'un per-sel de fer, donnant lieu ainsi à de l'encre, à cause de la quantité de tannin que les glands doux contiennent, contrairement à ce qui se constate avec le café.

Le microscope permettrait aussi de reconnaître cette fraude par l'aspect des grains arrondis, munis de hile étoilé (*ombilic*), caractères spéciaux de la fécule du gland doux, et qu'on ne trouve pas dans le café.

Le café en poudre, falsifié avec les marcs de cafés épuisés ne produirait qu'un faible extrait sec, tandis que le café pur en donnerait 37 p. % en moyenne.

Enfin, il me reste à vous entretenir de la falsification qui se pratique par le mélange du café et de la chicorée torréfiés et pulvérisés.

Rien n'est plus aisé à reconnaître que cette vulgaire et trop fréquente falsification, en tenant compte de la texture des deux poudres et de la manière particulière avec laquelle elles absorbent différemment l'eau froide dans un espace de temps donné.

Si on projette, en effet, une pincée de ce mélange

frauduleux à la surface de l'eau contenue dans un verre à pied, forme champagne, légèrement aiguisée d'acide chlorhydrique, on remarque :

Que, tandis que le café, pur de mélange, surnage entièrement à la surface, parce qu'il n'absorbe qu'incomplètement le liquide, le café frauduleux, au contraire, tombe presque immédiatement au fond du vase, en colorant la masse en jaune-brun, en raison du caramel qu'il contient et de la facilité extrême avec laquelle la chicorée se laisse promptement imprégner par l'eau.

On peut encore constater la présence de la chicorée, en se basant sur une autre propriété de cette substance, en vertu de laquelle, lorsqu'elle est traitée par l'eau chaude, elle devient complètement molle, contrairement au café pur qui ne change pas d'état, et est toujours résistant dans de semblables conditions.

Pour cela, on fait bouillir, pendant dix minutes, dans de l'eau simple, la poudre suspecte, on étale ensuite le marc sur une plaque de verre, on le comprime avec une autre plaque, et on réduit ainsi la chicorée, s'il en existe, en pâte, laquelle s'élimine alors facilement par un lavage à l'eau froide, sans agir sur le café qui reste en fragments irréguliers, pouvant être ensuite recueilli, sèché et pésé, pour permettre d'établir dans quelle proportion la fraude s'est faite.

Le microscope fournit aussi des données appré-

ciables, en ce sens qu'il laisse voir, pour la chicorée, des cellules entières, brillantes, volumineuses,
contenant à l'intérieur une matière jaune, et des
débris de trachées ou de vaisseaux rayés, ce que
l'on ne trouve jamais avec le café pur, lequel n'offre, par cette observation, que des téguments ar-
gentés.

La chicorée, contenant toujours du sucre brûlé
ou caramel, mélangée au café, donne également
naissance à une réaction chimique spéciale, carac-
téristique, à l'aide de la liqueur cupro-potassique
de Fehling.

Dans ce cas, en effet, la réduction métallique,
rouge-brique, se manifeste immédiatement dans
une infusion de chicorée, en raison de l'action particulière de sa matière sucrée sur le cuivre, for-
mant la base de cette liqueur d'épreuve ; tandis
que, en ce qui se rapporte au café pur, traité de la
même façon, ce phénomène ne se rencontre jamais, uniquement parce que cette substance pure
ne contient ni sucre ni caramel.

La calcination, de son côté, permet aussi de s'as-
surer de la fraude, en tenant compte des cendres
recueillies d'un poids donné du mélange suspect,
et, en le comparant à celui provenant de l'inciné-
ration du café pur, puisque pour le café normal
on recueillerait 5 p. %, de résidu, tandis que

pour la chicorée il s'élèverait au moins à 7 ou 8 p. %.

Traité enfin par l'alcool et l'éther sulfurique, un mélange frauduleux ne saurait passer inaperçu :

Par l'éther, le café fournit 16 à 17 p. % de parties solubles, et la chicorée 6 à 7 ;

Et, par l'alcool, la matière extractive, sèche, des principes fixes du café, s'élève en moyenne à 26 p. %, alors que la chicorée en laisse au moins 65 p. %.

Voilà, Messieurs, tout ce que j'avais à vous dire, en restant strictement dans les limites de ma causerie, sur cette incomparable substance alimentaire, sous l'influence de laquelle tous les penseurs, écrivains, poètes, littérateurs ont si fréquemment trouvé leurs plus belles et leurs plus nobles inspirations.

En vous priant d'agréer l'expression de ma reconnaissance, pour l'accueil bienveillant que vous avez bien voulu faire à mes modestes travaux, permettez-moi de souhaiter, dans l'intérêt général, que le gouvernement, dont la sollicitude toute spéciale pour les classes laborieuses est si bien connue, ne tarde pas à diminuer les taxes énormes qui pèsent sur le café.

Cette mesure sage contribuerait à paralyser notablement les fraudes si elles ne disparaissaient pas tout à fait, et, peut-être bien, amènerait aussi, le travailleur réfléchi, qui songe à la famille, à ne pas préférer à l'usage de cette boisson tonique, désaltérante, substantielle, l'habitude toujours immorale, sinon pernicieuse, des liqueurs énivrantes.

En attendant que ce vœu puisse se réaliser, et, comme conclusion pratique, je vous engage sérieusement, Messieurs, à être très circonspects dans le choix de votre café, que vous achèterez toujours en grain, non cuit, sans vous laisser séduire par le bon marché; que vous ferez préparer vousmêmes chez vous; et, comme dans ce cas encore, il ne serait pas absolument impossible, malgré toute votre attention, que vous ne fussiez indignement trompés, ne manquez jamais de ne vous adresser, pour cet achat, qu'aux négociants dont l'honorabilité sera solidement établie, et vous inspirera toujours la plus légitime et la plus absolue confiance.

A ces conditions seules, vous aurez un produit irréprochable, un agent agréable, bienfaisant, sur la valeur nutritive duquel vous pourrez sûrement et efficacement compter.

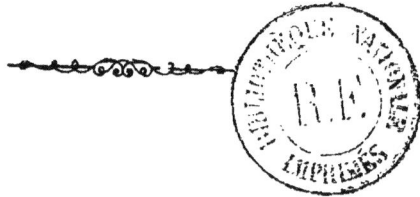

6753 Toulon. — Imp. A. Isnard et Cie, boul Strasbourg, 56.

140

DU MÊME

EN VENTE : **LE VIN**

SOUS PRESSE :

L'ALCOOL ET LES BOISSONS ALCOOLIQUES

www.ingramcontent.com/pod-product-compliance
Lightning Source LLC
Chambersburg PA
CBHW071429200326
41520CB00014B/3631